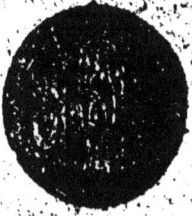

Le

Pseudo-mal de Pott

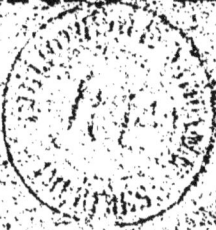

Syphilitique

Chez l'Adulte

MONTPELLIER
C. Firmin, Montane et Sicar

LE
PSEUDO-MAL DE POTT SYPHILITIQUE
CHEZ L'ADULTE

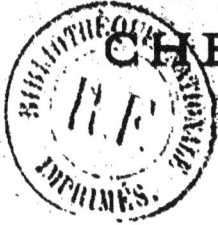

PAR

Victor SERVIÈRE

DOCTEUR EN MÉDECINE

EX-INTERNE DE L'HOPITAL CIVIL DE PERPIGNAN

INTERNE DE L'HOPITAL CIVIL D'AIN-TEMOUCHENT (ORAN)

———

MONTPELLIER

IMPRIMERIE G. FIRMIN, MONTANE ET SICARDI

Rue Ferdinand-Fabre et Quai du Verdanson

—

1908

PERSONNEL DE LA FACULTÉ

MM. MAIRET (✱) . . . . DOYEN
SARDA . . . . ASSESSEUR

Professeurs

Clinique médicale . . . . MM.	GRASSET (✱).
Clinique chirurgicale	TEDENAT (✱).
Thérapeutique et matière médicale. . . .	HAMELIN (✱)
Clinique médicale.	CARRIEU.
Clinique des maladies mentales et nerv.	MAIRET (✱).
Physique médicale.	IMBERT.
Botanique et hist. nat. méd.	GRANEL.
Clinique chirurgicale.	FORGUE (✱).
Clinique ophtalmologique.	TRUC (✱).
Chimie médicale.	VILLE.
Physiologie.	HEDON.
Histologie	VIALLETON.
Pathologie interne	DUCAMP.
Anatomie.	GILIS.
Clinique chirurgicale infantile et orthop.	ESTOR.
Microbiologie	RODET.
Médecine légale et toxicologie	SARDA.
Clinique des maladies des enfants	BAUMEL.
Anatomie pathologique	BOSC.
Hygiène.	BERTIN–SANS (H.)
Pathologie et thérapeutique générales . .	RAUZIER.
Clinique obstétricale.	VALLOIS.

Professeurs adjoints : MM. DE ROUVILLE, PUECH
Doyen honoraire : M. VIALLETON
Professeurs honoraires : MM. E. BERTIN-SANS (✱), GRYNFELTT
M. H. GOT, *Secrétaire honoraire*

Chargés de Cours complémentaires

Clinique ann. des mal. syphil. et cutanées MM.	VEDEL, agrégé.
Clinique annexe des mal. des vieillards. .	VIRES, agrégé.
Pathologie externe	LAPEYRE, agr. lib.
Clinique gynécologique.	DE ROUVILLE, prof. adj.
Accouchements.	PUECH, Prof. adj.
Clinique des maladies des voies urinaires	JEANBRAU, agr.
Clinique d'oto-rhino-laryngologie	MOURET, agr. libre.
Médecine opératoire.	SOUBEIRAN, agrégé.

Agrégés en exercice

MM. GALAVIELLE	MM. SOUBEIRAN	MM. LEENHARDT
VIRES	GUERIN	GAUSSEL
VEDEL	GAGNIERE	RICHE
JEANBRAU	GRYNFELTT Ed.	CABANNES
POUJOL	LAGRIFFOUL.	DERRIEN

M. IZARD, *secrétaire.*

Examinateurs de la Thèse

MM. SARDA, *président.*	MM. VIRES, *agrégé.*
TEDENAT (✱), *professeur.*	CABANNES, *agrégé.*

A MON PÈRE, A MA MÈRE

Faible témoignage de ma reconnaissance.

V. SERVIÈRE

AVANT-PROPOS

L'obligation nous est douce de couronner nos études, en soumettant, comme le veulent la tradition et l'organisation actuelle des études médicales, ce trop modeste travail à l'indulgente appréciation de notre jury, puisqu'elle nous fournit l'occasion solennelle de témoigner notre reconnaissance à ceux de nos maîtres dont nous avons le plus apprécié et l'enseignement et la bienveillance.

Nos remerciements iront tout particulièrement à Monsieur le professeur Sarda, qui a bien voulu accepter la présidence de notre thèse. Le meilleur hommage que nous puissions lui témoigner, c'est de l'assurer que nous mettrons en pratique les renseignements qu'ils nous a prodigués dans ses cours.

Nous remercions aussi Monsieur le professeur Tédenat dont l'enseignement clinique fait de simplicité et d'humour nous a rendu agréable et facile l'étude de la pathologie externe. A Monsieur le professeur agrégé Cabannes, qui a bien voulu faire partie de notre jury, nous adressons nos remerciements et nos amitiés.

Mais il est surtout agréable pour nous de témoigner aujourd'hui notre sympathie et notre reconnaissance à Monsieur le professeur agrégé Vires et à Monsieur le Docteur Achard, médecin chef de l'Hôpital d'Aïn Témouchent :

C'est dans le service de Monsieur Vires, à l'Hôpital Général, où la salle de conférence était proche de la salle des malades, que nous avons appris, il y a quelques années déjà, les premiers éléments théoriques et pratiques de séméiologie cardiaque et pulmonaire. Nous assistions avec admiration à ses leçons cliniques faites au lit des malades et à propos du malade. Grâce à cet esprit méthodique, à ses connaissances variées, que les étudiants admirent en lui, grâce à sa parole agréable et facile, le malade fournissait matière à de brillants développements de séméiologie et de pathologie générale.

De ces notions théoriques, coordonnées, synthétisées, M. Vires, en clinicien avisé, nous enseignait à tirer les sources du diagnostic et les indications du traitement. C'est en l'écoutant que nous nous sentions vraiment élève de notre vieille mais toujours jeune Ecole de Montpellier.

Monsieur le docteur Achard nous a accueilli avec bienveillance dans son service et nous a fait largement profiter de son talent de praticien et de son amitié ; nous sommes heureux de l'assurer aujourd'hui de notre reconnaissance et de notre estime.

Durant nos années d'études nous avons eu le bonheur d'acquérir un certain nombre d'amitiés solides ; nous ne manquerons pas au devoir de les entretenir et de les perpétuer.

———————

LE

PSEUDO-MAL DE POTT SYPHILITIQUE

CHEZ L'ADULTE

INTRODUCTION

Pendant notre internat à l'hôpital civil d'Aïn-Temouchent, M. le docteur Achard nous montra, dans son service, un malade déjà guéri d'un pseudo-mal de Pott syphilitique. La marche de cette maladie, les difficultés du diagnostic, les beaux résultats du traitement spécifique nous intéressèrent vivement et l'idée nous vint d'étudier, dans notre thèse, « Le Pseudo-Mal de Pott syphilitique » de l'adulte.

Cette expression, évoquant le syndrome de déformation rachidienne, abcès ossifluent, paralysie, fut prononcée pour la première fois par Verneuil. C'est dire qu'avant lui, les lésions et les symptômes de la syphilis vertébrale n'étaient pas suffisamment connus pour constituer un chapitre nosologique. Cependant quelques faits de paraplégie rattachés à la syphilis avaient déjà été publiés ; mais ils parurent douteux. Les investigations nécropsiques n'avaient pas encore apporté l'autorité de leur contrôle.

Peu après Verneuil, Fournier, en 1881, publia dans

les Annales de Dermatologie et de Syphiligraphie l'histoire d'un mal de Pott syphilitique avec autopsie et examen histologique et inspira la thèse de Levot (Les lésions syphilitiques du rachis, thèse de Paris, 1881). Le pseudo-mal de Pott syphilitique constituait, dès lors, une entité morbide.

Ultérieurement parurent de nouvelles observations de Jurjens, Jaochimsthal, Staub, etc., etc... plus récemment de Fournier et de Frœlich. A ces observations, renfermées dans la thèse de Feltgen (Nancy, 1903), nous en ajoutons deux présentées par Fournier (1892 et 1899) à la Société de Dermatologie et de Syphiligraphie. Depuis 1903 : Kister (1903), Neumann (1904), Forns, Valle y Abdaballe, Fry (1905), ont publié des observations dans divers journaux étrangers, que nous n'avons pu nous procurer. Plus récemment, en 1907, nous trouvons dans les Annales de Chirurgie et d'Orthopédie, une observation de Desplats, que nous rapportons dans notre thèse.

Notre travail est divisé en cinq chapitres : le chapitre premier est consacré à l'observation du docteur Achard, aux observations résumées des thèses de Levot et Feltgen, et aux observations nouvelles de Fournier et de Desplats. Dans les chapitres suivants nous étudierons l'anatomie pathologique, la symptomatologie, le diagnostic, le pronostic et le traitement.

CHAPITRE PREMIER

OBSERVATIONS

Un cas de pseudo-mal de Pott syphilitique dorsal avec gibbosité et abcès
par congestion. Traitement spécifique. Guérison.

(Recueillie dans le service de M. le docteur Achard. Hôpital
d'Aïn-Temouchent.)

X..., âgé de 58 ans. Habite l'Algérie depuis 17 ans.
A eu six enfants, tous robustes et bien portants.

Antécédents héréditaires. — On ne trouve ni rhuma-
tismes, ni tuberculose, ni syphilis.

Antécédents personnels. — Deux ans après son arrivée
en Algérie, X... contracte les fièvres paludéennes. Bron-
chites tous les hivers ; depuis longtemps, gastrite.

Il y a huit ans, X... se plaint d'insomnie et de « cha-
touillements dans les pieds ». Il peut vaquer à ses occu-
pations habituelles dans la journée, mais le soir, malgré
la fatigue, il ne peut « trouver le sommeil ». Un docteur
consulté ordonne de l'iodure de potassium.

Or, trois mois après, survient sur le gland une petite
plaie, grande comme une pièce de cinquante centimes,
rouge, lisse, sans sécrétions, et indolore. Et le malade,
croyant avoir découvert peut-être la cause de son mal,
avoue sa faute au docteur : il a, trois mois auparavant,

pratiqué un coït extra-conjugal, et un mois et demi après
sont survenus les troubles qu'il éprouve depuis.

Malgré l'iodure de potassium et les frictions mercurielles prescrites par le docteur, apparaissent peu après
des « gerçures » aux lèvres, des plaques dans la bouche.
L'insomnie existe toujours et, de plus, X... souffre jour
et nuit de violentes douleurs dans la région frontale ; à la
moindre secousse, il éprouve de vifs élancements dans
la tête « comme si la colonne vertébrale s'enfonçait dans
le cerveau » ; et la nuit, ses membres inférieurs sont le
siège d'une douleur sourde « comme si on les avait fortement bandés ». Cet état continue avec des rémissions et
des exacerbations jusqu'en 1905.

Au mois de février 1905, X..... qui, depuis quelque
temps déjà, éprouve des douleurs lombaires, est atteint
de grippe et s'alite pendant un mois et demi. Il guérit,
mais les douleurs lombaires sont devenues plus fortes,
plus tenaces. A ce moment, le docteur Achard ne
constate aucune déformation rachidienne, mais simple-
ment des douleurs assez vives, simulant des douleurs
intercostales. Bronchite, mais pas de symptômes de
tuberculose pulmonaire ; pas de fièvre.

Pour activer la convalescence, X.... vient en France et,
pendant la traversée qui fut très pénible, se produit une
gibbosité. Un médecin et un chirurgien consultés diagnos-
tiquent un mal de Pott et ordonnent le repos au lit.

Ce traitement n'amène aucune amélioration. X....
éprouve de violentes douleurs « comme si on lui arrachait
les côtes » ; il ne peut s'empêcher de s'agiter dans son
lit, de chercher une position qui atténue ses souffrances.

Il se lève au bout de un mois et demi : son état général
s'est aggravé ; il est plus anémié, son teint est jaunâtre,

ses douleurs sont plus fortes, la station debout les aug-
mente et nécessite l'emploi des béquilles.

Un herboriste, à qui notre malade raconte sa douloureuse maladie et son passé pathologique, lui donne des
« paquets dépuratifs et purgatifs » et lui promet prompte
guérison s'il veut se soumettre au régime suivant : ne
manger que des pommes de terre, des purées ; pas de
pain, pas de vin ; pendant deux jours prendre des paquets
dépuratifs, repos de deux jours. — Et voilà que X... voit
chaque jour son appétit et ses forces revenir et diminuer
ses douleurs. L'espoir en la guérison renaît peu à peu
dans son cœur et avec lui la confiance « en la médecine
des médecins ». Le traitement par les simples est bientôt
abandonné et un nouveau docteur appelé en consultation
qui diagnostique une myélite d'origine grippale et met
des pointes de feu sur la colonne vertébrale. Mais les douleurs réapparaissent et le mieux, vite acquis, vite s'éva-
nouit. L'herboriste est rappelé, il se fâche, et, tel Monsieur
Purgon, menace son malade penaud de l'abandonner à sa
terrible maladie et lui promet des complications effrayan-
tes s'il ne se soumet pas aveuglément à son traitement.
Et de fait, l'observation rigoureuse de ce traitement
amène bientôt une notable amélioration dans l'état de X...
qui reprend bon appétit, bonne mine, souffre bien moins
et marche plus facilement appuyé sur deux béquilles.

Au mois d'août 1905, X.... revient en Algérie. Le docteur Achard voit le malade, constate la gibbosité, et
frappé par son histoire, pense à un pseudo-mal de Pott
syphilitique. A ce moment, la femme du malade présen-
tait des accidents syphilitiques évidents.

Le malade est adressé à un chirurgien d'Oran, qui écrit
au docteur Achard : « Le diagnostic clinique me semblait
dès l'abord évident : Mal de Pott des dernières vertèbres

dorsales, avec effondrement des corps vertébraux à leur partie antérieure, sans lésion appréciable des parties postérieures des vertèbres. Pas de symptômes médullaires encore marqués, à noter cependant une exagération des réflexes rotuliens.

La radiographie a confirmé ce diagnostic et montré en outre l'existence d'un abcès froid du médiastin postérieur, en arrière du sac péricardique qu'il déborde. En plus dans le parenchyme pulmonaire voisin, taches foncées qui dénotent une altération pulmonaire très probablement tuberculeuse.

L'examen bactériologique m'a semblé utile à cause des symptômes d'expectoration pulmonaire matutinale abondante, de l'aspect des crachats, des signes stethoscopiques si marqués au sommet et des deux côtés. La coloration au Ziehl-Nelsen sur cinq lames, avec trois prélèvements différents, ne m'a pas permis de trouver des bacilles de Koch. On trouve en très grande abondance des staphylocoques et des formes dégénérées de streptocoques, quelques tétragènes ; comme éléments anatomiques, des globules blancs, des cellules épithéliales du poumon en abondance et surtout des fibres élastiques. Du résultat négatif au point de vue bacille de Koch, il n'est permis de rien conclure ; d'autre part, la présence des fibres élastiques, l'abondance des cellules pulmonaires marque une désintégration avancée du parenchyme pulmonaire, telle que la réalise le bacille de Koch.

Il s'agit donc d'un mal de Pott, avec lésions pulmonaires étendues, chez un homme de 56 ans, ancien syphilitique. Malgré ce diagnostic établi sur des recherches de laboratoire, M. le docteur Achard soumet le cas au professeur Fournier qui, comme lui, conclut à un pseudo-mal de Pott syphilitique. Le traitement spécifique immédiate-

ment institué confirme ce diagnostic. Peu à peu les douleurs disparaissent. X... abandonne ses béquilles.

Actuellement notre malade a très bon appétit, ne souffre
que par intermittence de légers maux de têtes et de douleurs insignifiantes dans les côtés. Les jambes sont un
peu lourdes, les réflexes rotuliens un peu paresseux. Mais
il marche très facilement, sans baton. La gibbosité a très
sensiblement diminué ; elle est indolore à la palpation.

AUTRES OBSERVATIONS

I. — Mal de Pott syphilitique cervical

OBSERVATION PREMIÈRE

Glück. — Syphilitische Wirbelcaries (Allgemeine Wiener medizinische Zeitung, 1880).

Pseudo-mal de Pott syph. cerv. Luxation de l'apoph. odontoïde. Mort.

Chez une malade, âgée de 18 ans, syphilitique, survient une douleur au niveau de l'apophyse mastoïde, localisée ensuite dans la nuque, de la douleur dans les mouvements actifs et passifs de la tête ainsi qu'à la pression. Epaississement léger de la deuxième cervicale très douloureuse à la pression, raideur de la nuque. Frictions mercurielles et iodure de potassium. A la suite d'un effort, craquement subit dans la nuque, dyspnée, rougeur de la face. Pas de paralysie. Mort dans le coma trois jours après.

Autopsie. — Rien au poumon, ni au cœur ; pas de lésions tuberculeuses. Périostite et ostéite gommeuse du tibia droit.

La pièce, conservée dans l'alcool, avait l'aspect suivant : Les parties externes, reliant l'arc antérieur de l'atlas à ses masses latérales, étaient transformées en un détritus mou, jaunâtre, de sorte que la moitié antérieure de la vertèbre était complètement mobile. Quelques tractus conjonctifs lâches conservent la communication entre l'arc de l'atlas et les autres vertèbres cervicales d'une part et le ligament longitudinal antérieur d'autre part. Face supérieure de l'arc, et masses latérales de l'atlas rugueuses, rongées, raréfiées, ramollies. Apophyse odontoïde presque enclavée dans le rebord antérieur du trou occipital. Signes de nécrose sur la surface inférieure de l'occipital. La coupe de la moelle épinière ressemble à une ellipse ; la moelle n'est pas détruite mais contusionnée.

OBSERVATION II

Jürgens. Deutsche med. Wochenschrift 1888, n° 24.
(Iahresbericht über die Fortchritte der gesammten Medizin 1888, II).
Pseudo-mal de Pott syph. cerv. Fracture de la troisième cervicale. Mort.

Une femme, voulant battre son fils, tombe et meurt subitement.
Autopsie. — Pas de tuberculose ; une cicatrice sur un rein ;
gommes récentes du foie. Fracture de la troisième cervicale : frag-
ments sclérosés, farcis de gommes récentes.

OBSERVATION III

Ollivier d'Angers.
(Traité de la moelle épinière et de ses maladies, t. I, p. 350. Ind. Lancereaux).
Pseudo-mal de Pott syph. cerv. Luxation de la troisième cervicale. Mort.

Femme de 35 ans syphilitique ; depuis 6 mois douleur, plus
forte la nuit que le jour, dans le côté gauche du cou ; la tête s'incline fortement à gauche, raideur des membres supérieurs. La
malade enlève le collier en carton qui soutenait sa tête : paralysie
des membres inférieurs, mouvements convulsifs à la face, dyspnée.
Mort.
Autopsie. — Corps de la troisième cervicale presque entièrement
détruit par la carie ; le corps de la quatrième, rugueux, est séparé
de la troisième et très mobile sur la cinquième, le ligament inter-
vertébral étant détruit. Pas d'abcès ; gomme devant le corps de la
quatrième cervicale. Moelle ramollie au niveau de la troisième et
quatrième cervicale.
Un tubercule dans le lobe inférieur du poumon droit. Foie volumineux et renfermant 5 tubercules à sa face convexe.

OBSERVATION IV

(Virchow. Syph. constitutionnelle. Trad. de Picard, 1860)
Pseudo-mal de Pott, syphilitique, cervical. Exostose. Mort

Autopsie d'un officier, syphilitique, mort à 45 ans, après avoir présenté des douleurs dans la nuque, irradiées dans les bras, de la raideur et finalement de la paralysie dans les bras ; gommes dans le tibia droit et les os du crâne ; entre troisième et quatrième cervicales, dure-mère épaissie. Exostose sur les bords des cartilages vertébraux et au niveau du canal vertébral.

OBSERVATION V

(Leprestre. Ind. Lancereaux, *loco citato*)
Pseudo-mal de Pott syphilitique cervical. Hématorachis. Mort.

Femme syphilitique, atteinte d'ulcération du voile du palais, ressent une douleur vive dans la nuque, avec raideur ; paralysie du bras gauche, tremblements convulsifs généralisés, coma, hoquet. Mort.

Autopsie. — Moelle affaissée dans la région dorsale et lombaire ; depuis la sixième cervicale jusqu'au calamus scriptorius, épanchement de sang noir entre l'arachnoïde et la pie-mère ; quatrième ventricule rempli de sang ; dans le corps de la troisième cervicale, cariée et perforée, existe un tubercule.

OBSERVATION VI

(Résumée)
Frœlich. *In* thèse Feltgen, Nancy, 1903
Pseudo-mal de Pott syphilitique cervical. Guérison

Un vigneron de 35 ans se plaint depuis huit mois de douleurs dans la nuque irradiées dans les épaules. Grosseur au point douloureux, entre les deux épaules, sur la ligne médiane, du volume d'une moitié de mandarine. Cette tumeur se trouve au niveau de la sixième cervicale. Pression douloureuse. Traitement spécifique. La saillie vertébrale a presque complètement disparu.

OBSERVATION VII

(Frælich. *In* thèse Fellgen. Résumée)
Pseudo-mal de Pott syphilitique. Exostose. Guérison

Femme de 24 ans, présentant depuis cinq mois, dans le bas de la nuque, une tumeur indolente, à saillie angulaire, peu sensible à la pression, traitée pour un mal de Pott.

Frælich constate, entre les deux épaules, une saillie angulaire de trois centimètres d'élévation, située sur l'apophyse épineuse de la huitième cervicale. Elle n'est pas due à un affaissement de la colonne vertébrale. Iodure de potassium. Vin iodo-tanné. Guérison complète.

OBSERVATION VIII

(Prof. A. Fournier. *In* Levol, thèse de Paris, 1881)
Pseudo-mal de Pott syphilitique antérieur cervical. Guérison.

Chez un malade atteint depuis longtemps de dysphagie progressive et finalement de dyspnée, Fournier constate par le toucher pharyngien, une tumeur volumineuse, située au devant de la colonne vertébrale, du volume d'une grosse noix, dure mais ramollie à son centre. Iodure de potassium. Guérison complète.

OBSERVATION IX

(Prof. Fournier. *In* thèse Levol)
Pseudo-mal de Pott syphilitique antérieur cervical. Exostose. Guérison

En 1867, M. Fournier eut à examiner un homme, atteint depuis quatre mois de dysphagie progressive, déterminée plutôt par sen-

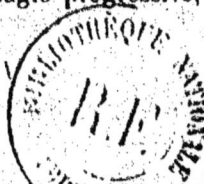

2

sation d'obstruction. Syphilis antérieure. Par le toucher pharyngien, on découvre, derrière la langue, une tumeur dure, située au
devant de la colonne vertébrale, proéminente, du volume d'une
grosse amande. On a administré de l'iodure de potassium et, plus
tard, du sirop de Gibert. Guérison.

OBSERVATION X

Jasinsky (Gaz. Lekarska Warszava, 1883)
Pseudo-mal de Pott syphilitique cervical. Guérison.

Chez un homme de 50 ans. Douleurs occipitales, surtout intenses
la nuit, au niveau des vertèbres cervicales; ganglions lymphatiques
tuméfiés, périostite syphilitique des deux jambes. Iodure de potassium, frictions mercurielles. Guérison au bout de quelques
semaines.

OBSERVATION XI

Jasinsky (Syph. Erkr. der Wirbels. Arch. für. Derm. u. syph. 1891)
Pseudo-mal de Pott syphilitique cervical.
Trait. orthopédique et spécifique. Guérison

Un homme de 30 ans, soutenant anxieusement sa tête des deux
mains, se présente à Jasinsky ; douleurs très intenses dans l'épaule,
la nuque et l'occiput; nuque raide, comme ankylosée; pression sur
les vertèbres cervicales très douloureuse. Quatre premières cervicales tuméfiées, indurées. Jasinski fit porter au malade un casque
avec corset, comprenant les épaules. Iodure de potassium et frictions mercurielles. Guérison.

OBSERVATION XII

Winson (Transaction of a Society for the improvement of medical
and surg. Knowledge, London, 1863) Ind. Lancereaux
Pseudo-mal de Pott syphilitique cervical postérieur. Traitement spécifique
Guérison

Jeune homme, 28 ans, syphilitique, présente douleur dans la
cavité orbitaire gauche, paralysie du sourcilier gauche et du droit

interne ; surdité à gauche, enrouement, gêne à la déglutition ;
membre supérieur gauche paralysé ; vertèbres cervicales très douloureuses, surtout la nuit, et enflées (hypérostoses). Frictions mercurielles. Guérison.

OBSERVATION XIII

Debout (Mémoires de la Société de chirurgie, 1852)
Pseudo-mal de Pott syphilitique cervical postérieur. Guérison

Homme de 34 ans, présentant des fourmillements, une sensation
de froid, puis des douleurs lancinantes au niveau du membre supérieur droit, actuellement paralysie ; point très sensible dans la
région cervicale à droite ; traitement électrique sans résultat. Appa-
rition d'une roséole. Traitement spécifique. Guérison des douleurs
en quelques jours ; amélioration rapide et notable de la paralysie.

OBSERVATION XIV

L. Fischer, Syph. nécrose des atlas. Heilung (D. Zeitsch. f. Chir. XXII, p. 420
Pseudo-mal de Pott syph. cerv. ; expulsion d'un séquestre
par la bouche. Guérison

Commerçant, 25 ans. Début par dysphagie progressive, toux
expectoration purulente. Actuellement vaste ulcération à revête-
ment pseudo-membraneux sur la paroi postérieure du pharynx ;
nuque raidie, ganglions infiltrés ; frictions mercurielles et KI. Le
malade expectore un bout d'os constitué par l'arc de la première
cervicale. Guérison rapide.

OBSERVATION XV

F.-T. Beck (In thèse Levot). Pseudo-mal de Pott syph. cervical antérieur
Expulsion d'une partie du corps de l'axis. Guérison

Homme syphilitique. Douleur dans la gorge et torticolis immobilisant la tête, le cou et les épaules. Traitement spécifique. Le

malade expulse un fragment d'os constitué par la partie antérieure du corps de l'axis. Guérison.

Observation XVI

Archives für Derm. und. Syph., 1891
Pseudo-mal de Pott syph. cervical. Guérison, persistance
d'une légère cyphose

David M..., 18 ans. Cicatrice sur l'extrémité sternale de la clavicule, avec cinq fistules, conduisant sur l'os carié; le cou est incurvé latéralement, la tête tournée à gauche, le menton un peu élevé. L'apophyse épineuse de la cinquième cervicale est saillante; les muscles de la nuque forment un bourrelet. Pas de douleur à la pression, fourmillements dans les membres supérieurs.

Frictions mercurielles et KI. Guérison. Persistance d'une légère cyphose.

Observation XVII

Société française de dermatologie et de syphiligraphie
Séance du 9 février 1899

Mal de Pott syphilitique de la colonne cervicale, par MM. Fournier et Lœper.

Le malade que nous présentons à la Société est atteint de mal de Pott syphilitique de la colonne cervicale.

Il contracta la syphilis en 1879. Chancre induré, adénopathie, chute des cheveux et éruption secondaire. Il ne s'en soigna d'ailleurs pas et n'eut aucun autre accident avant l'année 1889, époque à laquelle il entra à Saint-Louis pour des lésions gommeuses du poignet. Traitées par des pilules de Dupuytren et l'iodure de potassium, ces lésions guérirent en un mois et n'ont laissé aucune cicatrice. Il y a quinze mois, il souffrit de légères douleurs dans la nuque et d'un torticolis rebelle qui l'amenèrent à la consultation de M. le professeur Fournier. L'impossibilité de tourner la tête de côté était à peu près absolue, les mouvements de flexion étaient à peu près normaux.

Il n'y avait, à cette époque, aucune tuméfaction cervicale, non plus que de douleurs irradiées dans les membres supérieurs ; mais pourtant, de temps à autre, il se produisait à l'extrémité des doigts, des fourmillements, du refroidissement, une sensation de doigt mort. On fit le diagnostic d'arthrite cervicale, peut-être d'origine spécifique avec torticolis symptomatique et l'on donna au malade de l'iodure de potassium, qu'il continua à prendre assez régulièrement, pendant huit mois. Le torticolis s'améliora légèrement, les douleurs et les fourmillements cessèrent et le malade sortit de l'hôpital au commencement du mois de janvier. Aucune modification de son état jusqu'en décembre.

A cette époque, les douleurs dans la colonne cervicale devinrent plus vives. Il se produisit dans les bras et surtout les doigts, des fourmillements fréquents.

Les muscles des membres supérieurs s'atrophièrent, ainsi que le trapèze.

En même temps, il se faisait une immobilisation des vertèbres qui interdisait tout mouvement de latéralité, surtout de droite à gauche. Il y a cinq semaines, il fut subitement, sans perte de connaissance, pris de paralysie incomplète des membres, ainsi répartie :

Prédominance marquée des phénomènes parétiques sur les membres supérieurs et surtout le gauche. Atteinte légère des membres inférieurs avec prédominance également à gauche. L'iodure de potassium fut donné à la dose de 5 gram. quotidiennement et les troubles moteurs disparurent presque complètement en quinze jours. A l'heure actuelle on constate : 1° du côté du cou :

a) Une augmentation de volume prédominante à gauche au massif cervical et siégeant très probablement sur les masses latérales et peut-être le corps des troisième, quatrième et cinquième vertèbres cervicales. Cette saillie ne se manifeste point dans l'arrière-gorge par propulsion de la paroi pharyngienne postérieure et l'exploration digitale du pharynx ne donne point de renseignements ; b) une ankylose complète de la colonne cervicale ne permettant pas de mouvements de flexion ou d'extension, non plus que les mouvements de latéralité gauche, permettant dans une certaine mesure l'inclinaison latérale droite ; c) une atrophie des muscles de la nuque et surtout des deux trapèzes sans contracture.

2° Du côté des membres supérieurs : a) une atrophie de tous les muscles du bras et de l'avant-bras, plus particulièrement des exten-

sours avec diminution de la force musculaire, mais sans R. D. ;
b) une exagération des réflexes tendineux au niveau du coude et
des poignets, sans aucune modification de la sensibilité thermique,
tactile ou douloureuse, sans troubles trophiques ;

3° Du côté des membres inférieurs : a) parésie et atrophie des
extenseurs, surtout du membre inférieur gauche ; b) exagération
légère à droite, considérable à gauche des réflexes rotuliens. La
trépidation épileptoïde apparaît de ce côté après de nombreuses
tentatives et des massages répétés des muscles extenseurs.

Le signe de Babinsky est absent, aucun trouble sensitif ou tro-
phique. Il n'existe pas de troubles pupillaires ni cérébraux.

Ajoutons, en terminant, que notre malade n'a aucune tare tuberculeuse dans ses antécédents héréditaires ; que lui-même n'a
jamais toussé et ne présente, en aucun point, d'abcès ou de lésions
d'apparence bacillaire.

Il est très probable que nous sommes en présence d'un cas de mal
de Pott syphilitique, avec irritation secondaire des cordons médullaires. Le traitement institué : calomel et iodure de potassium, amé-
liorera la lésion gommeuse des vertèbres, mais ne pourra rien contre l'ankylose fibreuse qui en résulte.

OBSERVATION XVIII

Société française de Dermatologie et de syphiligraphie. Société anatomique de Paris (Séance du 4 novembre 1892)

Carie syphilitique des vertèbres cervicales avec pachyméningite syphilitique.
Ostéo-périostite gommeuse du crâne. Périhépatite et gomme du foie.

M... Darier, présente les pièces provenant de l'autopsie d'une
femme de 52 ans, atteinte d'une syphilis remontant probablement
à 25 ans; cette femme portait à la région cervicale une tuméfaction
débordant de chaque côté les apophyses épineuses et recouvrant
toutes les masses latérales, sur la clavicule étroite et sur le tibia
gauche des hyperostoses; la tête était immobile et fléchie en avant
céphalalgie très vive, constriction des mâchoires, paralysie du
membre supérieur droit. A l'autopsie, la tuméfaction cervicale a
disparu; pas d'infiltration des muscles de la nuque, lésions osseuses
portant surtout sur l'axis (apophyse odontoïde complètement

détachée du corps de l'os), corps de l'os réduit de volume et trans-
formé en un séquestre du volume d'une olive, grisâtre, rugueux, en-
touré de sanie purulente; apophyses transverses détachées du corps
de l'os, articulations très altérées ; dure-mère spinale très épaissie
dans toute sa portion cervicale avec dépôt sur sa surface externe de
tissu assez friable, grisâtre, surtout sur la surface antérieure et les
faces latérales de la moelle ; la face interne de la dure-mère est
absolument saine; compression des deuxième, troisième, quatrième
et cinquième paires cervicales par l'épaississement inflammatoire
de la dure-mère ; la moelle paraît saine. Ulcération de la paroi
postérieure du pharynx, paraissant être la conséquence et non la
cause de la lésion rachidienne.

OBSERVATION XIX

M. H. Desplat. — *Annales de Chirurgie et d'Orthopédie*, tome XX, 21ᵉ année,
Mars 1907.

Mal de Pott syphilitique

Il s'agit d'un malade entré dans mon service le 4 décembre der-
nier et qui avait des douleurs vives dans l'épaule et le coude gauche, dans les vertèbres cervicales en même temps qu'une raideur
très accentuée de la colonne cervicale. On constate chez ce malade,
encore à l'heure qu'il est, des mouvements de latéralité très peu
accentués qui se passent entre l'atlas et l'axis, des mouvements
d'avant en arrière limités, qui se passent entre l'atlas et l'occiput,
une saillie due aux apophyses épineuses des deux dernières cervicales, une atrophie légère des deltoïdes et des muscles de la main.
L'évolution de la maladie, qui date de trois ans et qui subissait une
nouvelle poussée à chaque hiver suivie de rémission pendant l'été,
a fait penser au début à une affection rhumatismale et le malade
parut soulagé par le traitement salicylé, à tel point qu'il a demandé
à sortir pour reprendre son métier de cordonnier.

Mais à ce moment on pensa à faire une radiographie que M. René
Desplat présente à la Société et qui montre une raréfaction du
tissu osseux des sixième, septième cervicales, des première et

deuxième dorsales à gauche, un affaissement vers la droite des
sixième et septième cervicales,

Cette radiographie fit éloigner le diagnostic, auquel on avait pu
un instant songer, de pachyméningite cervicale hypertrophique et
l'on pensa dès lors plutôt à un mal de Pott.

L'âge du malade, la localisation à la région cervicale, la marche
de la maladie, l'absence d'abcès par congestion et de douleurs,
firent penser à une affection décrite par Frœlich de Nancy, le mal
de Pott syphilitique. L'interrogatoire soigneux du malade fit alors
découvrir des antécédents syphilitiques non douteux, qui étaient
passés inaperçus (chancre, angine, chute des cheveux, 4 avorte-
ments chez sa femme). Ce malade sera soumis au traitement spécifique.

II. — Pseudo-mal de Pott syphilitique dorsal

OBSERVATION PREMIÈRE

Joachimsthal : Ueber spondylitis gummosa (Vorhandlungen der
deutschen Gesellschaft fur orthopœdische Chirurgie. I. Congress, Berlin, 1902)
Pseudo-mal de Pott syphilitique dorsal supérieur.
Traitement orthopédique et spécifique. — Guérison

Homme de 34 ans, rentre à la polyclinique de Joachimstal en
février 1901.

Depuis un an, raideur progressive du dos. Impossibilité de
redresser la tête tombée sur la poitrine. Le malade « soutient crain-
tivement son menton, distant de quelques centimètres du ster-
num, des deux mains ».

Saillie à angle aigu de l'apophyse épineuse des première et
deuxième dorsales ; l'angle formé par les deux segments détermi-
nant la gibbosité était de 45 degrés environ.

Lordose compensatrice, à laquelle participait la colonne dorso-
lombaire.

Douleurs au niveau de la gibbosité et dans les parties inférieures du dos. Contracture des muscles de la nuque et de la poitrine.

Le malade a eu un chancre 32 ans auparavant. Frictions mercurielles; iodure de potassium; corset prenant le menton et l'occiput; redressement progressif de la partie supra-gibbaire de la colonne vertébrale.

Amélioration rapide; disparition de la douleur, puis « rétrocession complète de la déformation, comme on ne l'a guère jamais observée pour une spondylite tuberculeuse ». Le malade peut mouvoir sa tête, la gibbosité a disparu.

OBSERVATION II

(A. Staub, *Wiener med. Presse*, 1896, p. 1468)

Pseudo-mal de Pott syphilitique dorsal. — Guérison des accidents spécifiques par le traitement. — Persistance de la déformation.

Chez un malade de 45 ans apparurent, en 1879, des douleurs lombaires s'irradiant dans le dos et les membres inférieurs, suivies de légers phénomènes de paraplégie, avec exagération puis diminution des réflexes.

En 1880, affection papulo-noduleuse de face, considérée comme lupus.

En 1893, tuméfactions ganglionnaires, considérées comme lymphomes et opérées. Nouvelle tuméfaction en 1894 et nodules de la face.

En 1896, Staub voit le malade : tuméfaction ganglionnaire du cou, nodules de la face, douleurs lombaires, déformation de la colonne vertébrale, et diagnostique : lymphome gommeux, syphilide gommeuse de la face, caries sicca syphilitiques de la colonne vertébrale; frictions mercurielles et iodure. Guérison. Seule persiste une petite bosse au niveau de la dixième dorsale et lordose des deux dernières dorsales.

III. — Pseudo-mal de Pott syphilitique dorso-lombaire.

OBSERVATION PREMIÈRE

Lomikowsky. Erkrankung der Wirbelsaeule an Syphilis.
Virteljarsch, fur Dermatologie und syphiligraphie 1879, p. 336,
Pseudo-mal de Pott syph. dorso-lombaire, Mort.

Homme 35 ans. Antécédents syphilitiques.

En 1872, douleurs dans la région lombaire provoquée par les mouvements, Tension des droits abdominaux ; sensation de constriction autour du bas ventre.

Apophyses épineuses des onzième, douzième vertèbres dorsales et des première, deuxième lombaires épaissies et sclérosées, douloureuses à la pression ; pas de phénomènes médullaires.

Rien au poumon ; foie augmenté de volume ; albumine, cylindres et pigments biliaires dans les urines.

Autopsie.— Gomme dans le cerveau, le foie, l'épididyme ; nodules dans le poumon, caverne au sommet droit; nodules gris dans la rate ; ulcérations intestinales ; adhérences péritonéales. Gros rein brightique.

Les corps de la douzième dorsale et de la première lombaire sont détruits ; douzième dorsale et deuxième lombaire dépourvues de périoste. Au niveau des dernières dorsales, deux abcès souspéritonéaux remplis d'une purée couleur jaune d'œuf.

OBSERVATION II

E. v. Leyden. Ueber einem Fall von syphilitisches Wirbelerkrankung
(*Berl. Klin. Wochenschrifft* n° 21, 1889)
Pseudo-mal de Pott syphilitique, dorso supérieur et dorso-lombaire;
Trait. spécifique, guérison.

Officier de 34 ans, a eu un chancre en 1872.

Il y a deux ans, douleurs lancinantes et térébrantes dans le dos avec exacerbations nocturnes.

En 1888, douleurs dans la jambe gauche; déviation du corps à droite; traité pour un lumbago, par l'électricité.

Paralysie de la jambe gauche et hyperesthésie de la moitié droite du corps; sensation de main glacée, de main froide; sueurs.

Traité alors pour une myéloméningite.

Rentre à la Charité le 11 février 1889 : Membre inférieur gauche paralysé presque complètement. Membre inférieur droit moins paralysé. Douleurs intenses dans le bras droit et hyperesthésie. Au niveau des dernières dorsales cyphosé « remarquable par son exquise sensibilité ».

Au niveau des dorsales supérieures, difformité pas trop marquée, mais très sensible à la pression.

Frictions mercurielles et iodure de potassium.

Huit jours après, régression de la difformité supérieure, disparition de l'hyperesthésie, puis, plus tard, disparition de la paralysie des membres inférieurs.

IV. — Pseudo-mal de Pott syphilitique lombaire

OBSERVATION PREMIÈRE

A. Fournier. — *Annales de dermatologie et de syphiligraphie*, 1881.

Pseudo-mal de Pott syphilitique lombaire. Lésions spécifiques tertiaires multiples. Cirrhose atrophique. — Autopsie.

A..., cocher, 56 ans, entre à Saint-Louis, le 1er juillet 1876.

Antécédents syphilitiques probables.

Ce malade se plaint d'amaigrissement très marqué, de douleurs rénales, de faiblesse dans les jambes.

Rien au poumon ni au cœur.

Sur la cuisse droite, macule circulaire, grande comme 2 francs, très pigmentée. Gommes dans la fesse droite et dans la fesse gauche.

Colonne vertébrale : pas de douleur, pas de déformation, pas d'empâtement.

Amaigrissement des membres inférieurs, et tremblement fibrillaire.

Diagnostic : syphilis à lésions multiples.

Traitement : toniques, iodures de fer, frictions mercurielles.

Cachexie. Mort le 12 octobre.

Autopsie. — Adhérences pleuro-pulmonaires. Noyaux solides au sommet des poumons. Cirrhose hépatique, ascite, etc.

Sur chaque côté du rachis, abcès par congestion dans l'épaisseur du psoas.

La quatrième lombaire est dénudée sur ses parties latérales. Dure-mère du segment lombaire épaissie ainsi que la gaine des nerfs lombaires.

OBSERVATION II

Piorry. (Mon. des Hôpitaux, t. I, p. 470. (Ind. Lancereaux)
Pseudo-mal de Pott syp. lombaire postérieur
Exostose de l'apophyse transverse de la troisième lombaire
Douleurs dans les plexus lombaire et sciatique
Paralysie du membre inférieur gauche

Après un mois de traitement spécifique, disparition de l'exostose, des douleurs et de la paralysie.

V. — Pseudo mal de Pott syphilitique sacré

OBSERVATION

Westphal, Charité-Annales. 1874, p. 425

Femme, 32 ans, entre à la clinique le 1er décembre 1874; début en septembre par fatigue et fourmillements dans les membres inférieurs ; survient ensuite du ténesme rectal suivi d'incontinence des matières fécales. Difficulté à la miction. Anesthésie de la peau autour de l'anus.

Etat actuel. — Perte de substance de 3 à 4 millimètres de diamètre au niveau du voile du palais. Douleur dans l'intérieur de la tête.

Anesthésie cutanée au niveau des parties génitales externes, de la muqueuse vaginale, du périnée, de la racine des cuisses, de la muqueuse du rectum, de la peau autour de l'anus.

Rien aux autres appareils.

Diagnostic : Gommes syphilitiques comprimant les racines postérieures des plexus sacré et sacro-coccygien.

Frictions mercurielles et iodure de potassium. Survient un érysipèle de face qui guérit. Albumine dans les urines. Coma. Mort.

Autopsie. — Rien au cœur et au poumon. Cystite purulente. Rectite. Moelle épinière intacte ; dure-mère sacrée très épaissie, entourée de tissu conjonctif hypérémié et parsemé de tumeurs gommeuses. Destruction carieuse superficielle du sacrum.

CHAPITRE II

ANATOMIE PATHOLOGIQUE

L'analyse de ces nombreuses observations nous permettra d'établir le siège et la nature des lésions causées par la syphilis vertébrale, les symptômes qui les révèlent et les différencient d'autres maladies, et d'en déduire le traitement.

Au point de vue anatomo-pathologique, il nous paraît nécessaire d'étudier le siège des lésions et leur nature.

I. *Siège des lésions.* — Sur les vingt-huit observations que nous rapportons, nous rencontrons :

a) Le pseudo-mal de Pott syphilitique cervical 19 fois.
b) — — — dorsal 3 fois.
c) — — dorso-lombaire 2 fois.
d) — — — lombaire 2 fois.
e) — — — sacré 1 fois.

La partie antérieure des vertèbres est le plus souvent atteinte.

Les parties molles intra et extra-osseuses avoisinantes sont lésées elles aussi soit par compression, soit par propagation de la lésion : les autopsies ont révélé la compression des nerfs leur infiltration, par du tissu gommeux, de la névrite ; dans certains cas, la moelle était ramollie, ses enveloppes épaissies, infiltrées de gommes, atteintes de pachyméningite hémorragique.

La lésion peut se propager aux muscles voisins. Dans trois cas des abcès par congestion se sont formés assez volumineux et remplis d'une matière épaisse, jaunâtre, puriforme.

II. *Nature des lésions.* — Nous trouvons les mêmes lésions que dans les autres os plus communément atteints. Elles sont constituées par un simple état congestif et inflammatoire de l'os et du périoste, avec infiltration de leucocytes, à tendance résolutive dans les deux premières périodes. A la période tertiaire, il s'agit de productions gommeuses raréfiant l'os, y produisant des géodes, envahissant le périoste et les disques intervertébraux, et produisant quelquefois de la nécrose des os. De là production d'un effondrement de la colonne vertébrale ou formation d'un séquestre.

Dans le pseudo-mal de Pott syphilitique les lésions siègent donc le plus souvent à la région cervicale et sont caractérisées par de l'ostéo-périostite simple, ou des productions gommeuses.

CHAPITRE III

SYMPTOMATOLOGIE

Ces lésions syphilitiques, localisées sur les vertèbres, se traduisent par des phénomènes douloureux, de la contracture, des déformations, des abcès et des phénomènes radiculo-médullaires.

Nous allons analyser chacun de ces symptômes d'après les observations que nous avons rapportées.

A. *Douleur*. — Dans la grande majorité des cas, c'est la douleur qui ouvre la scène, douleur présentant des caractères et des irradiations variables et siégeant tantôt au point précis où existe la lésion, tantôt en un point éloigné.

a) Caractères. — La douleur peut être continue ou provoquée seulement par les mouvements et la pression. Dans de nombreuses observations est notée une exacerbation nocturne de la douleur qui lui donne « une physionomie syphilitique ». Son intensité est très variable : lancinantes et térébrantes dans certains cas, il s'agit dans d'autres de véritables douleurs ostéocopes ou de douleurs constrictives.

b) Siège et irradiations. — Dans le pseudo-mal de Pott syphilitique cervical, la douleur siège soit à distance, au niveau de l'apophyse mastoïde et dans les muscles de la nuque, soit localement au niveau de la vertèbre atteinte. Elle s'irradie dans l'épaule, dans le bras, dans la nuque. Quand la lésion siège au niveau du corps de la vertèbre, on observe de la douleur à la déglutition.

Les vertèbres dorsales ou lombaires sont-elles atteintes, les douleurs siègent dans le dos ou dans les lombes, s'irradiant dans le thorax, dans l'abdomen et dans les membres inférieurs.

B. *Contracture. Rigidité. Attitudes particulières.* — Dans les régions atteintes, la contracture des muscles provoque de la rigidité et des attitudes particulières. Dans le mal de Pott cervical les muscles de la nuque sont contracturés, le cou ankylosé, le menton élevé. Les mouvements de rotation et de flexion de la tête sont impossibles et le malade « se baisse à la façon caractéristique des gens atteints de spondylite ». Parfois la contracture n'existe que d'un côté ; la tête s'incline, la face est tournée de côté, le menton est élevé ; le malade paraît atteint de torticolis.

Dans le mal de Pott dorsal, en même temps que de la raideur du dos, existe aussi de la contracture des muscles du thorax : l'expansion du thorax, devenue douloureuse et difficile de par cette contracture, est plus superficielle, moins profonde.

C. *Déformation.* — La déformation n'est pas constante et sa fréquence n'est pas en rapport avec l'étendue des lésions.

Dans le pseudo-mal de Pott cervical, la déformation siège soit à la partie antérieure, soit à la partie postérieure de la colonne vertébrale.

Dans le premier cas, le toucher pharyngien révèle une tumeur dure, évidemment solide, proéminente, provo-

quant une sensation d'obstruction. D'après M. le professeur Fournier il s'agirait là d'une exostose.

Dans le second cas, l'apophyse épineuse est tuméfiée,
formant une saillie limitée, anguleuse, médiane, de con-
sistance osseuse et indépendante de la peau qui est mobile sur elle ; ou bien la déformation est plus étendue,
plusieurs vertèbres cervicales sont tuméfiées, indurées,
formant un bourrelet lisse et présentant parfois des hypérostoses plus saillantes. La colonne dorsale avec sa cour-
bure à concavité antérieure, ses apophyses épineuses plus
longues, présente, quand le corps de la vertèbre est
atteint, des déformations plus faciles et par conséquent
précoces. Il s'agit alors d'une véritable gibbosité assez volumineuse, médiane, angulaire, avec lordose compensatrice. Quand la lésion siège sur la partie postérieure des
vertèbres, il existe une tuméfaction plus étendue au niveau des apophyses épineuses.

La convexité antérieure, la moindre mobilité des vertèbres lombaires et sacrées, plus solidement réunies les
unes aux autres, nous explique pourquoi dans l'observation de Fournier (*Annales de dermatologie et de
syphiligraphie*, 1881), malgré l'infiltration purulente et
caséeuse occupant les troisième, quatrième et cinquième
vertèbres lombaires, la colonne vertébrale est restée
intacte, sans déformation. Seules les exostoses des apophyses épineuses ou transverses épaissies se traduisent
par une tuméfaction dure.

D. *Abcès.* — Les abcès par congestion sont moins
fréquents que dans le mal de Pott tuberculeux. Ils ont été
trouvés à l'autopsie dans deux cas et décelés par la radiographie dans notre observation.

E. *Symptômes traduisant la compression de la moelle*

et des nerfs. — La compression de la moelle et des nerfs se traduit par des phénomènes douloureux, des troubles de la sensibilité, de la motilité et des troubles viscéraux.

a) La douleur que nous avons analysée plus haut est due à des névralgies ou à des phénomènes de radiculite.

b) Sensibilité. — Les troubles de la sensibilité consistent en hyperesthésies, anesthésies, paresthésies.

L'hyperesthésie existe au niveau des vertèbres atteintes ou à distance. Dans l'observation de Leyden, par exemple, (Ueber einem Fall von syphilitischer Wirbelerkrankung, *in Berl. Klin. Wochenschrifft*, n° 21, 1889), « la cyphose, qui semblait intéresser plusieurs vertèbres, était remarquable par son exquise sensibilité », et l'on rencontrait en outre « des troubles dans les extrémités supérieures, combinés également à de l'hyperesthésie ».

L'anesthésie succède parfois aux douleurs dans le pseudo-mal de Pott cervical ; elle existe autour de l'anus, des organes génitaux externes, de la muqueuse vaginale et uréthrale dans un cas de pseudo-mal de Pott sacré.

En même temps surviennent des sensations anormales : sensations d'engourdissement, de fourmillements dans les membres, sensations de froid, de chaleur, suivies de sueurs profuses.

c) Motilité et réflexes. — La compression de la moelle ou des nerfs provoque de la parésie ou de la paralysie des membres supérieurs ou inférieurs. Elle se traduit parfois par des tremblements fibrillaires ou des convulsions généralisées.

Dans quelques observations les réflexes sont d'abord exagérés, puis diminués.

d) Symptômes viscéraux. — Le ténesme rectal, puis l'incontinence des matières fécales et des urines, ont été observés dans un cas de pseudo-mal de Pott syphilitique sacré.

En résumé, le pseudo-mal de Pott syphilitique se traduit par des douleurs spontanées ou provoquées, variables dans leur intensité, mais généralement continues, intenses et à exacerbations nocturnes, par de la contracture des muscles provoquant de la gêne dans les mouvements et des attitudes particulières ; la lésion des vertèbres produit une tuméfaction diffuse ou une gibbosité, plus rarement des abcès par congestion ; plus souvent elle amène une compression de la moelle que décèlent des troubles de la sensibilité, de la motilité et des troubles viscéraux.

CHAPITRE IV

DIAGNOSTIC

Tous ces symptômes ne se trouvent pas réunis dans chaque cas. Tantôt le malade accuse seulement des douleurs intolérables qui causent de la rigidité musculaire et des attitudes vicieuses ; un examen minutieux peut ne pas révéler de déformation. Tantôt les troubles radiculo-médullaires, par leur prédominance, laissent passer inaperçue une déformation, qui dans d'autres cas n'existe pas.

Le pseudo-mal de Pott syphilitique revêt des aspects cliniques variés et nombreuses sont les maladies avec lesquelles on peut le confondre :

1° La maladie débute-t-elle par des phénomènes douloureux et de la contraction musculaire, le malade peut paraître atteint de névralgies rhumatismales, de torticolis, de douleurs tabétiques, de lumbago.

Le toucher pharyngien, la palpation de la colonne vertébrale permettront de découvrir une tuméfaction ou une gibbosité indiquant le siège de la lésion ; cet examen développera, quand la déformation sera absente, une douleur nettement localisée qui permettra de rattacher ces phénomènes douloureux à une lésion osseuse.

2° La maladie débute-t-elle par des phénomènes radiculo-médullaires, on pourra songer à la plupart des affections des nerfs et de la moelle. Dans ces cas aussi l'existence de douleurs spontanées ou provoquées sur la colonne vertébrale, dont l'examen peut en outre révéler une déformation, indiquera une lésion des vertèbres.

Mais de quelle nature est cette lésion osseuse ?

Est-elle rhumatismale, tuberculeuse, cancéreuse ou syphilitique ?

L'ostéopériostite rhumatismale, les antécédents du sujet et les localisations multiples du rhumatisme chronique, permettront de la reconnaître.

Le sarcome de la colonne vertébrale est rarement primitif ; les douleurs n'ont pas d'exacerbations nocturnes ; au niveau de la tumeur, existe de la crépitation osseuse ; et rapidement l'état général devient mauvais.

L'ostéite apophysaire tuberculeuse s'accompagnera de fongosités et bientôt d'abcès tuberculeux.

Dans le mal de Pott de l'adulte, on trouvera des abcès tuberculeux, et très souvent d'autres lésions tuberculeuses.

En attendant que la méthode de séro-réaction de Bordet et Gengou soit vérifiée, perfectionnée, et par conséquent plus sûre et plus facile à appliquer, le traitement mercuriel peut aider au diagnostic dans les cas douteux.

Malgré la variété d'aspect clinique du pseudo-mal de Pott syphilitique, les antécédents syphilitiques du malade, la douleur à exacerbations nocturnes, l'absence d'abcès par congestion, quelquefois l'existence d'autres lésions nettement syphilitiques, imposeront le diagnostic.

CHAPITRE V

PRONOSTIC

Le pronostic dépend du malade et de la maladie elle-même.

Chez un malade affaibli, porteur de lésions multiples disséminées dans les viscères, malade qui a négligé sa vérole au début et tardé à traiter la manifestation actuelle, le pronostic est sombre.

La syphilis sera plus ou moins grave suivant la localisation, suivant la variété anatomique des lésions.

Le pseudo-mal de Pott syphilitique antérieur offre le plus de gravité. Le corps de la vertèbre détruit par l'ostéopériostite gommeuse, la colonne vertébrale s'effondre, une luxation se produit, et la moelle est comprimée. Cette luxation est plus facile, cette compression est rapidement mortelle dans la région cervicale plus mobile et voisine du bulbe.

Moins graves sont les exostoses simples développées sur la partie postérieure des vertèbres.

Néanmoins, chez l'adulte, le pseudo-mal de Pott syphilitique est moins grave que le mal de Pott tuberculeux ; dans tous les cas traités, la guérison a été souvent rapide et presque toujours complète.

CHAPITRE VI

TRAITEMENT

Le pseudo-mal de Pott syphilitique est donc grave ; mais il est curable. En présence d'un vérolé dont l'infection ancienne de l'organisme se manifeste actuellement par des lésions vertébrales, comment instituer un traitement efficace ? Comme dans toutes manifestations syphilitiques, s'imposent ici des indications tirées de l'état morbide, de la maladie, du malade.

I. *Indications tirées de l'état morbide.* — La médication empirique nous fournit deux agents efficaces que l'on doit employer simultanément et longtemps : l'iodure de potassium et le mercure.

L'iodure de potassium sera donné, suivant l'enseignement de Fournier, à la dose de 5 grammes par jour. Le mercure peut être donné sous plusieurs formes et par plusieurs voies, par la voie digestive, par la peau, par le tissu cellulaire sous-cutané, suivant la gravité du cas et suivant l'état du malade.

II. *Indications tirées de la maladie.* — La médication précédente, iodure et mercure, est résolutive et remplit par conséquent les indications tirées des lésions anatomiques. Quand il s'agira de pseudo-mal de Pott syphilitique antérieur, il sera indiqué de faire porter par le malade un

corset orthopédique ou une minerve, qui en immobilisant
les vertèbres, préviendront l'effondrement de la colonne
vertébrale.

Parmi les éléments fonctionnels, la douleur seule,
quand elle est trop intense, mérite d'être traitée par des
agents spécialement dirigés contre elle. L'antipyrine,
l'opium, la morphine seront utilisés dans bien des cas,
mais point n'est besoin d'abuser de ces moyens; sous
l'influence du traitement anti-syphilitique, en quelques
jours, les douleurs deviendront moins intenses et disparaîtront bientôt.

Par le traitement anti-syphilitique disparaîtront aussi
les troubles de la sensibilité et de la motilité.

III. *Indications tirées du malade*. — Elles sont, dans le
pseudo-mal de Pott, très importantes, car le malade est
affaibli par l'atteinte profonde de son organisme, par l'infection syphilitique et par les douleurs intolérables. Elles
seront remplies par le repos, un régime exempt de fati-
gues, d'excès, par les toniques.

Ne pourrait-on pas instituer un traitement prophy-
lactique? On évitera le pseudo-mal de Pott syphilitique,
en soumettant tout vérolé à un traitement longtemps
continué; en instituant un traitement plus énergique
aussitôt qu'apparaissent des douleurs vertébrales.

Par un traitement mixte énergique, institué à temps et
longtemps prolongé, l'infection syphilitique s'atténue,
les lésions se résolvent, les symptômes s'amendent chez
un malade soutenu par un régime approprié et par les
toniques. Le pseudo-mal de Pott syphilitique, traité
convenablement, guérit rapidement et presque complètement.

CONCLUSIONS

De cette étude du pseudo-mal de Pott syphilitique basée sur les 28 observations que nous avons rapportées, nous pouvons tirer les conclusions suivantes :

1° Dans le pseudo mal de Pott syphilitique, les lésions siègent le plus souvent à la colonne cervicale et sont caractérisées quelquefois par de l'ostéo-périostite simple, généralement par des productions gommeuses.

2° Ces lésions se traduisent par des douleurs spontanées ou provoquées, variables dans leur intensité, mais généralement continues, intenses et à exacerbations nocturnes, par de la contracture des muscles provoquant de la gêne dans les mouvements et des attitudes particulières. La lésion des vertèbres produit une tuméfaction diffuse ou une gibbosité, plus rarement des abcès ; plus souvent elle amène une compression de la moelle que décèlent de la sensibilité, de la motilité et des troubles viscéraux.

3° Malgré la variété d'aspect clinique du pseudo-mal de Pott syphilitique, les antécédents syphilitiques du malade, la douleur à exacerbations nocturnes, l'absence d'abcès par congestion, quelquefois l'existence d'autres lésions nettement syphilitiques, imposeront le diagnostic.

4° Cette affection est moins grave que le mal de Pott tuberculeux : dans tous les cas traités la guérison a été souvent rapide et presque toujours complète.

5° Par le traitement anti-syphilitique mixte, institué à temps et longtemps prolongé, l'infection syphilitique s'atténue, les lésions se résolvent, les symptômes s'amendent chez un malade soutenu par un régime approprié et par les toniques.

Le pseudo mal de Pott syphilitique, traité convenablement, guérit rapidement et presque complètement.

BIBLIOGRAPHIE

Allain — Moniteur des Hôpitaux. 1858.

Darier. — Société anatomique de Paris. Janvier 1893.

Feltgen. — Le pseudo-mal de Pott syphilitique. Thèse de Nancy 1903.

Fischer (L.). — Deutsche Zeitschrift für Chirurgie, 22 Bd. 3-420.

Fournier. — Annales de Dermatologie et de Syphiligraphie. 1881.
— Syphilis héréditaire tardive. 1886, p 200.
— Société française de derm. et de syph. 9 février 1899.

Forns. — Necrosis sifilitica del cuerpo de la tercera vertebra cervical (Revista españ, de derm. y sif). 1905, t. 7.

Fay (F. R.). — Two cases of syph. disease of the cervical spine. Journal of nerv. a. ment. disc. 1905, t. 32, p. 101.

Gluck. — Allgemeine wiener med. Zeitung, n° 47-48.

Gros et Lancereaux. — Des affections nerveuses syphilitiques. 1861.

Jasinsky. — Gazeta Lekarska Warszava. 1883, p. 881 et 1898, n° 45.
— Archives für dermat. und syph. 1891, p. 409.

Joachimsthal. — Verhandlung des I. Congr. für orth. und chir. Berlin, Aquil. 1902.

Jurgens. — Charité Annalen. 1885, p. 730.

Köster. — Ein Fall Schwerer Spinalerkrankung der erstere Eruptionzeit der syphilis. Deutsche med. Wochenschrift. 1903, t. 20.

Levot. — Les lésions syphilitiques du rachis. Thèse de Paris 1881.

Leyden (Von). — Berliner Klinische Wochenschrift. 1889, n° 21.

Lomikowsky. — Vierteljahrschrift für derm. und syph. 1870.

MALMSTEN. — Hygiea. Stockolm. 1887, p. 305.

MILLS. — Philad. Hosp. report. 1896, p. 141.

MICHEL. — Dictionnaire encyclopédique des sc. med. (Rachis).

NEUMANN (J.). — Ueber syph. Erkrankung der Wirbelsaüle. (Wiener med. presse 1904, t. 45).

RIDLON. — Med. News Philadelphia. 1891.

RODERICK. — Med. Times, London 1839, p. 114.

SANDERSON. — American med. Times, New-York. 1864, p. 43.

STAUB. — Wiener med. Presse. 1896, p. 1468.

TÉDENAT et VENNES. — Affection syphilitique des os. Montpellier médical, nos 40, 41, 42, oct. 19 7.

VIRCHOW. — Syphilis constitutionnelle.

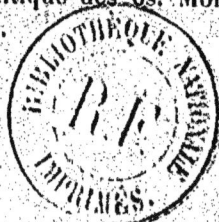

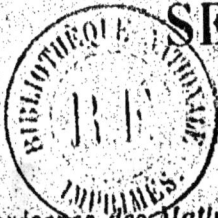

SERMENT

En présence des Maîtres de cette Ecole, de mes chers condisciples, et devant l'effigie d'Hippocrate, je promets et je jure, au nom de l'Etre suprême, d'être fidèle aux lois de l'honneur et de la probité dans l'exercice de la Médecine. Je donnerai mes soins gratuits à l'indigent, et n'exigerai jamais un salaire au-dessus de mon travail. Admis dans l'intérieur des maisons, mes yeux ne verront pas ce qui s'y passe ; ma langue taira les secrets qui me seront confiés, et mon état ne servira pas à corrompre les mœurs ni à favoriser le crime. Respectueux et reconnaissant envers mes Maîtres, je rendrai à leurs enfants l'instruction que j'ai reçue de leurs pères.

Que les hommes m'accordent leur estime si je suis fidèle à mes promesses! Que je sois couvert d'opprobre et méprisé de mes confrères si j'y manque !

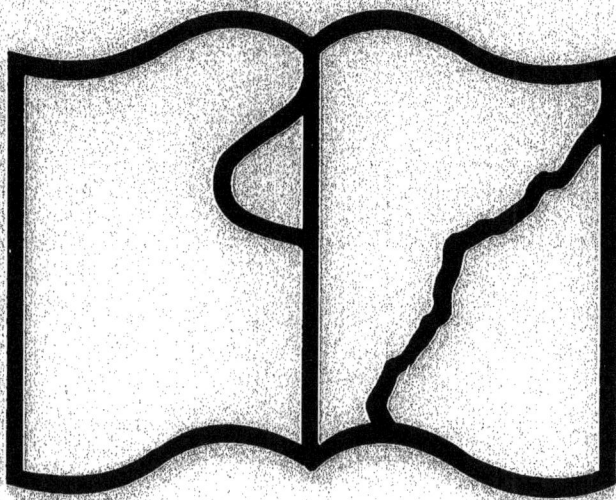

Texte détérioré — reliure défectueuse

NF Z 43-120-11